ALIMENTATION PALÉOLITHIQUE COMPLÈTE POUR DÉBUTANTS

ALIMENTS AUTORISÉS ET BÉNÉFIQUES, ALIMENTS INTERDITS, APPRENDRE LES BASES ET L'HISTOIRE DE CE STYLE D'ALIMENTATION

Jessy M. Brown

Première édition

Table des matières

Introduction : une nouvelle réalité

Que cela vous plaise ou non, la santé de notre société est mauvaise et se détériore.

Au fur et à mesure que la technologie évolue, la commodité évolue également, et il suffit d'appuyer sur un bouton pour commander de la nourriture. L'époque où vous deviez trouver votre propre nourriture, et encore moins vous rendre au restaurant pour le souper, est révolue depuis longtemps.

Cuisiner le dîner semble de moins en moins attrayant par rapport au confort de la nourriture et au choix entre les dîners, les services de traiteur, la restauration rapide et les plats à emporter.

Selon l'Academy of Nutrition and Dietetics, le diabète est maintenant la septième cause de décès aux États-Unis seulement.

Le diabète de type 2 est en hausse en raison de mauvais choix de mode de vie, comme une trop grande quantité d'aliments malsains et trop peu d'exercice. "Globesity ", un terme inventé par l'Organisation mondiale de la santé pour décrire l'épidémie mondiale d'obésité, est également un autre problème. Ces chiffres ne cessent d'augmenter, tout comme les problèmes de santé et les maladies associées.

mesure que les gouvernements et les communautés locales commencent à ressentir l'impact de l'obésité, du diabète, de l'hypertension, etc. en raison de mauvais choix de mode de vie, la sensibilisation augmente.

Les aliments bon marché et transformés sont si faciles à trouver et submergent les rayons des supermarchés. Jeter les travaux de bureau, les longs trajets ou déplacements et l'électronique dans le mélange, et nous faisons beaucoup de s'asseoir autour et très peu pour brûler les aliments transformés.

Il y a quatre-vingt-dix ans, les Américains consacraient environ 25 % de leur revenu net à l'alimentation, selon une étude réalisée par RAND sur les raisons pour lesquelles les Américains sont si gros. Actuellement, nous dépensons moins d'un milliard d'euros pour la construction.

dix pour cent de ce revenu en nourriture. Mais nous ne mangeons certainement pas moins, nous mangeons plus, plus malsain et moins cher.

Mais peut-être que nous voyons enfin un tournant. Au cours des trois derniers trimestres, McDonalds a enregistré une baisse globale d'environ 3,3 % de ses ventes, ce qui pourrait indiquer une baisse de la consommation de restauration rapide.

Avec la couverture médiatique de l'épidémie d'obésité, de la santé et de la qualité de vie qui s'effondre, certains commencent à voir la lumière. Des documentaires comme Fed Up exposent les préoccupations des fabricants de produits alimentaires qui ne comptent que sur les bienfaits et non sur la santé, et comment le sucre ajouté se retrouve dans plus de 80 % des aliments des supermarchés.

Nous sommes peut-être loin d'être revenus au "bon vieux temps", où l'on préparait le dîner avec ce qu'il y avait dans le jardin et où les aliments transformés étaient presque inconnus. Mais la meilleure chose que nous puissions faire est d'apprendre pourquoi les choix sains sont les meilleurs choix pour la santé et la qualité de vie à long terme.

Au fur et à mesure que la technologie évoluera, nos options continueront de s'élargir. En devenant sages, nous pouvons aider à combattre et à endiguer cette épidémie croissante.

Aujourd'hui, je veux donc vous donner un bref aperçu pour les débutants d'un des meilleurs choix que vous pouvez faire en ce qui concerne la santé globale et une façon naturelle de manger. Le Paleo Diet...Ne vous inquiétez pas si vous ne savez pas ce que c'est, dans les prochains moments vous découvrirez pourquoi il a été l'un des régimes les plus commentés de ces derniers temps.

Plongeons dans....

Ce qu'est vraiment le régime paléolithique

Si vous ne savez pas ce qu'est le régime Paléo ou si vous n'en avez jamais entendu parler auparavant, ne vous inquiétez pas, dans ce premier chapitre nous allons explorer exactement ce qu'est cette façon de manger.

Dans son essence, Paleo est beaucoup plus un mode de vie qu'un régime alimentaire. Un mode de vie paléo consiste à manger des aliments réels, entiers et naturels et à éviter tous les aliments transformés.

L'alimentation moderne est exactement ça, c'est moderne. Les humains ont mangé à la paléo-style depuis le début des temps avant le début de la révolution agricole, où nous avons commencé à manger des céréales et des aliments à base de sucre, ainsi que des aliments transformés.

L'idée derrière Paleo est d'éliminer les aliments transformés, les produits chimiques, les huiles végétales et autres nouveaux ajouts à l'alimentation moderne qui peuvent être nuisibles à notre style de vie, de la façon dont nous nous déplaçons à nos niveaux d'énergie à la façon dont nous nous sentons chaque jour.

Pendant toutes ces années où nous avons mangé du Paléo, les humains étaient des chasseurs et des cueilleurs. Ils mangeaient de la viande et des fruits comme des baies quand c'était la saison. Ce qui signifie aussi qu'ils se déplaçaient beaucoup et qu'ils étaient très actifs. Ils avaient besoin d'être forts et en forme pour survivre. Leur corps était conditionné pour utiliser efficacement les graisses comme carburant et énergie, et non comme glucides.

Avec le temps, l'agriculture a émergé et l'alimentation humaine a changé radicalement.

La révolution agricole s'est produite il y a environ 10 000 ans et a introduit les céréales, comme le blé et le pain, dans notre alimentation.

L'alimentation moderne d'aujourd'hui contient des quantités importantes de gluten. Le gluten était inexistant au Paléolithique. Le blé, le seigle, de nombreuses céréales et l'orge contiennent du gluten. Il a été reconnu que le gluten provoque une inflammation de l'intestin et a reçu une grande attention de la part de célébrités comme Kelly Ripa, qui ont cessé de prendre du gluten.

Il a également été théorisé (non prouvé) que le gluten peut jouer un rôle dans l'augmentation du risque de certains types de cancer, ainsi que des maladies cardiaques.

Un autre ingrédient de l'alimentation moderne qui est lié aux problèmes de santé possibles est celui des lectines. Les lectines sont présentes dans les grains. Ils provoquent une usure du tractus gastro-intestinal, ce qui rend la cicatrisation très difficile.

N'oublions pas le sucre. Le sucre est partout et partout aujourd'hui. Le sucre doit être brûlé, mais un autre aspect des temps modernes est le mode de vie sédentaire des gens.

Tout le monde s'assoit. Ils s'assoient au travail, ils s'assoient sur le canapé pour regarder la télévision, ils s'assoient sur leur ordinateur, ils s'assoient pour vérifier les médias sociaux et les messages texte sur leur téléphone intelligent. Les gens ne bougent plus comme avant et ne brûlent donc plus de calories comme avant. Cela devient un gros problème quand on parle de la consommation de sucre.

Au Paléolithique, les humains étaient minces, forts et en forme. Ils ont déménagé, presque toute la journée, tous les jours. Ils ne cultivaient pas et ne cultivaient pas. Comme je l'ai mentionné plus tôt, ils chassaient et ramassaient. Ils ont suivi le repas. Ils ne s'asseyaient pas et ne jouaient pas sur leur Apple iStone Tablet. S'ils le faisaient, ils mourraient de faim.

Ainsi, tout le sucre consommé dans

l'alimentation moderne, qui est déjà assez mauvais, ne brûle même pas à cause de la sédentarité. Cela signifie des pics et des chocs d'énergie, ainsi que des problèmes de santé connexes comme le diabète et les problèmes de tension artérielle.

L'un des grands mythes que le régime Paléo a aidé à dissiper est l'idée démodée selon laquelle manger de la graisse fait grossir.

C'était un gros problème lorsque l'engouement pour les glucides a commencé dans les années 80 et que tout le monde était obsédé par le nombre de calories de gras qu'il consommait. Presque tous les aliments existants se sont retrouvés avec une version à faible teneur en gras ou sans gras. Mais la plus grande partie de cette graisse a été remplacée par du sucre !

Les graisses sont un élément nutritif crucial pour notre santé. Les graisses alimentaires sont nécessaires pour un corps optimal, sain et fonctionnel. Ce sont tous les produits chimiques, les agents de conservation et le sucre ajoutés à notre alimentation qui entraînent une prise de poids, des problèmes de santé, des problèmes énergétiques et plus encore.

Quels gras devrais-je manger si je veux être en meilleure santé ?

Le premier point à garder à l'esprit est que toutes les matières grasses ne sont pas égales. Le deuxième point qu'il ne faut pas oublier, c'est que l'on ne grossit pas en mangeant de la graisse. En fait, vous devriez consommer les bons gras pour être en bonne santé. Les graisses vous rendent heureux et vous donnent un certain nombre d'avantages tels que la réduction de votre risque de cancer, le renforcement de votre système immunitaire, et même vous aider à perdre du poids.

Oui ! Vous devez manger de la graisse pour perdre du gras... mais vous devez manger les bons gras.

Le problème de nos jours est que la plupart des gens consomment des graisses malsaines provenant d'huiles hydrogénées. Beaucoup de gens ignorent à quel point les huiles végétales qu'ils consomment sont mauvaises pour la santé. Les huiles sont commercialisées comme étant saines et sont fabriquées à partir d'aliments naturels comme le soja, le maïs, etc.

En fait, les huiles qui ont été raffinées ou hydrogénées sont extrêmement mauvaises pour le corps humain et causent de nombreux problèmes de santé.

Le régime paléo utilise les huiles à l'état naturel. Les huiles ne sont pas blanchies ou soumises à des processus chimiques qui les rendent nocives. Les graisses utilisées dans le régime paléo sont non seulement sûres, mais aussi extrêmement bénéfiques pour l'organisme.

Parce que l'alimentation est riche en viande, vous obtiendrez une bonne partie des graisses animales dans votre alimentation. Les personnes qui suivent un régime alimentaire paléo sont encouragées à se procurer des viandes nourries à l'herbe parce que même les entreprises commerciales alimentaires nourrissent leur bétail de façon nocive. En mangeant des viandes nourries à l'herbe, vous vous assurez qu'aucun effet indésirable ne vous sera transmis.

Les graisses animales sont parfaites. Nos ancêtres mangeaient beaucoup de viande et notre corps a évolué au fil du temps pour manger de la viande et manipuler la graisse animale. Soyez assuré que votre taux de cholestérol ne montera pas en flèche. Des études ont montré que le cholestérol alimentaire ne provoque pas d'hypercholestérolémie chez l'homme.

Les vraies causes de lhypercholestérolémie

Les huiles hydrogénées sont vendues dans les rayons des supermarchés. Matières grasses malsaines que l'on trouve dans les biscuits, la malbouffe, les aliments vides, les repas-minute, etc. C'est ce qui cause des taux de cholestérol malsains. Ne vous inquiétez pas, puisque le régime paléo ne permet pas la consommation de ces horribles produits, vous êtes en sécurité.

L'huile de noix de coco est l'huile préférée dans le régime Paléo. Tout comme l'huile d'olive est un aliment de base dans le régime méditerranéen, l'huile de noix de coco est l'huile de base dans le régime Paléo. Il contient plus de 90 % de gras saturés et tout est bon pour vous.

L'huile de coco est stable à température ambiante et peut être utilisée pour la cuisson. Contient de l'acide laurique qui est facilement digéré et aide à renforcer le système immunitaire.

Une autre graisse saine observée dans le régime paléo est l'huile d'olive. C'est une huile très saine qui aide à équilibrer les acides gras oméga-3 et oméga-6 dans l'organisme. Cela lubrifiera vos articulations et préviendra l'inflammation dans le corps.

Le beurre et le ghee sont d'autres matières grasses qui sont également utilisées pour préparer des plats paléo. De nombreux pagayeurs mélangent leurs œufs le matin avec du beurre fondu.

Le beurre n'est pas un ingrédient strictement paléo, mais il a de nombreux bienfaits pour la santé. Donc, si vous êtes prêt à être un peu laxiste, vous pouvez inclure du beurre dans votre alimentation. Elle présente de nombreux avantages.

Ce ne sont que quelques-unes des matières grasses du régime Paléo. Il existe d'autres matières grasses comme l'huile d'avocat, etc. Le point que vous devriez prendre de cet article est que les graisses dans le régime paléo sont parfaitement sains.

Vous devriez vous préoccuper davantage des aliments normaux qui sont vendus dans le commerce. Ce sont les principaux responsables de la plupart des problèmes de santé de la société de nos jours. Évitez ces produits malsains et allez paléo. C'est vraiment un changement de vie.

Le régime Paléo est connu sous le nom de régime "homme des cavernes" car c'est essentiellement le régime que l'on vous demande de manger. L'alimentation de Paleo se compose principalement de viande, poisson, dinde, poulet, fruits, légumes et noix.

En général, Eating Paleo élimine les aspects négatifs de l'alimentation moderne, comme le sucre, les gras trans et les agents de conservation, tout en nourrissant votre corps de vitamines, minéraux, protéines et graisses saines comme les acides gras essentiels. C'est essentiel car votre corps en a besoin, vous comprenez ?

Eh bien, c'est un résumé de base de ce qu'est le régime Paléo, dans la prochaine partie, nous allons nous pencher sur l'agriculture biologique et ensuite nous allons nous pencher sur les aliments approuvés par Paléo.

L'importance d'une alimentation 100% biologique

Pour être un consommateur informé et consciencieux, il faut être conscient des aliments que vous achetez et de leurs avantages et inconvénients pour la santé, surtout si vous songez à adopter la façon de manger Paléo.

Les mots à la mode circulent si souvent dans le monde de l'alimentation saine qu'il est difficile de savoir ce qui est quoi et pourquoi, et "biologique" ne fait certainement pas exception.

Marchez dans votre épicerie quotidienne typique et vous rencontrerez très probablement des allées étiquetées " allée des aliments sains " ou " allée biologique

". Ça a l'air plutôt bien, n'est-ce pas ?

Les étagères sont pleines d'articles étiquetés "naturel", "cru", "germé" et "biologique". Les prix sont un peu élevés, mais c'est le prix à payer pour la santé, non ?

Le terme biologique désigne la façon dont les produits agricoles sont cultivés, cultivés, manipulés et transformés. L'utilisation d'engrais naturels plutôt que de produits chimiques et d'insecticides naturels plutôt que de produits synthétiques sont deux façons dont les aliments peuvent être cultivés et transformés pour être considérés comme biologiques. La viande considérée comme biologique provient d'animaux qui ont reçu des aliments biologiques et ne contient ni antibiotiques, ni hormones de croissance, ni médicaments.

Étiquetage des aliments biologiques

- 100% biologique - entièrement biologique ou fabriqué à partir d'ingrédients issus de l'agriculture biologique
- Biologique - au moins 95% d'ingrédients biologiques
- Fabriqué avec des ingrédients biologiques - 70% ou plus d'ingrédients biologiques

Il est important de considérer la valeur de l'achat d'un article particulier dans une variété biologique. Ce n'est pas parce que les coûts des produits biologiques sont plus élevés que cela en vaut nécessairement la peine.

Organic.org a une liste d'aliments qu'ils appellent la " douzaine sale ", qui contiennent ceux qui contiennent le plus haut niveau de pesticides et qui sont donc mieux achetés biologiques. Il y a aussi une liste d'une douzaine d'aliments que vous pouvez acheter de façon inorganique (" moins contaminés "). Ce guide est une excellente référence pour vos voyages à l'épicerie.

➢ *Ajout d'aliments biologiques à votre alimentation paléolithique*

Maintenant que vous comprenez ce que signifie biologique, quelles sont certaines des raisons pour lesquelles vous devriez commencer à ajouter des aliments biologiques à votre épicerie si vous suivez un régime Paléo ?

- Plus nutritif - Vitamines, minéraux, antioxydants et flavonoïdes
- Plus sûr - Pas de pesticides, généralement pas d'OGM
- Pure - Sans exhausteur de goût, sans agent de conservation ni contaminant.

Alors que beaucoup soutiennent que le prix des aliments biologiques les rend impossibles à payer, il existe des moyens de les adapter à votre budget.

- Magasinez sur les marchés fermiers locaux
- Joignez-vous à une coopérative biologique
- Acheter directement auprès des agriculteurs
- Achat en gros
- Cultivez votre propre
- Boutique en ligne

Les amateurs d'aliments biologiques croient qu'il est plus sain et plus sécuritaire à consommer que les aliments non biologiques lorsqu'ils suivent le régime Paléo. D'un autre côté, certains soutiennent qu'il n'y a aucun moyen de s'assurer que ce que vous achetez est vraiment biologique, le principal facteur étant la consommation de ces aliments surtransformés.

Si vous voulez être en bonne santé.... Vous devez consommer ceci.....

Aliments que vous pouvez manger :
(nous en parlerons un peu plus en détail ci-dessous)

- Beurre
- Oeufs
- Poissons et crustacés
- Fruits
- Herbes et épices
- Viande
- Huiles naturelles (avocat, noix de coco, olive)
- Noix (Semences)
- Légumes

Céréales, céréales, céréales (orge, seigle, blé) - Contient entre autres du gluten. Éviter les céréales signifie ne pas manger de pain ou de pâtes.

Sucres (y compris le sirop de maïs à haute teneur en fructose) - Pas de boissons gazeuses, boissons aux fruits, crème glacée, gâteaux, bonbons, etc. Les sucres peuvent favoriser la prise de poids, causer le diabète, des collisions énergétiques et des problèmes de tension artérielle, entre autres problèmes de santé.

Légumineuses - Cela signifie qu'il n'y a pas de haricots ou de lentilles.

Produits laitiers - Évitez tous les produits laitiers faibles en gras. Si vous n'avez pas de difficulté à digérer les produits laitiers, vous pouvez consommer certains produits laitiers riches en gras, comme le lait cru entier et certains fromages, mais seulement en petites quantités.

Huiles végétales hydrogénées (canola, maïs, graines de coton, soja, tournesol, etc.) - Ces huiles causent des niveaux malsains d'inflammation et rappelez-vous les acides gras essentiels mentionnés ci-dessus ? L'un des plus gros problèmes aujourd'hui est notre apport déséquilibré en acides gras oméga-6 par rapport aux oméga-3. Un facteur important dans ce déséquilibre d'apport est le taux élevé d'acides gras oméga-6 dans ces huiles.

Margarine - la margarine a été créée comme une alternative "saine" au beurre. Il s'avère que le beurre est le choix le plus sain. La plupart des margarines contiennent des niveaux élevés de gras trans mortels.

Les édulcorants artificiels - comme l'acésulfame potassium, l'aspartame, la saccharine et le sucralose devraient être évités dans le régime Paléo.

L'obésité est une épidémie et de très nombreux problèmes de santé ont été liés à l'obésité. L'obésité a été liée à des régimes alimentaires riches en aliments transformés, en glucides transformés et en sucre. Les problèmes de santé potentiels comprennent les maladies cardiaques, le diabète de type 2, le cancer et les accidents vasculaires cérébraux.

Aliments approuvés

Vous souvenez-vous de la liste ci-dessus d'aliments approuvés ? On parle de hamburgers, steak, porc, bison, agneau, canard, dinde, poulet et plus ! Bacon, bébé ! Le monde est meilleur avec du bacon !

Nourris à l'herbe si tu peux. Après tout, la viande avec beaucoup de produits chimiques ajoutés frustre l'objectif du régime Paleo, ne pensez-vous pas ?

Les fruits de mer comprennent des poissons comme le saumon, la truite, la crevette, une variété de fruits de mer, l'aiglefin et bien plus encore.

Vous pouvez manger beaucoup de légumes comme les carottes, le brocoli, le chou frisé et la tomate, ainsi que des oignons et des poivrons.

Les patates douces, les patates douces, les patates douces et les pommes de terre au four figurent sur la liste des aliments approuvés par Paleo. Cela inclut également les navets.

Oui aux oeufs aussi - cuits durs, cuits mous, bouillis, brouillés, tortillas (il suffit d'ajouter certains de ces légumes et même certains de la liste de la viande, si c'est ce que vous aimez.

Les noix et les graines approuvées que vous pouvez manger sont les amandes, les noix, les graines de tournesol, les graines de citrouille, les noisettes, les graines de chia et les noix de macadamia ainsi.

Une grande variété de fruits peut être consommée lorsque vous allez à Paleo. Dans cette liste il y a toutes sortes de baies (fraises, myrtilles, mûres, etc.), pommes, oranges, mangues et poires. Ceci inclut également les avocats, qui est une source fantastique des vitamines, des minerais et des graisses saines que votre corps a besoin.

Les huiles sont une partie importante de l'alimentation Paleo et comprennent l'olive, la noix de coco et l'avocat mentionnés ci-dessus.

Enfin, nous avons nos herbes et nos épices. Il y en a pour tous les goûts : sel marin, ail, curcuma, menthe, basilic, romarin et bien d'autres peuvent faire partie de votre alimentation quotidienne.

Dans le régime Paléo ou dans le régime "Caveman", vous trouverez des aliments légèrement différents et approuvés. Certains vous diront qu'il est acceptable de consommer certaines choses en quantités limitées. Cela comprend le vin rouge (la science dit que le vin rouge a une variété de bienfaits pour la santé), le chocolat chaud avec du chocolat noir et certains thés, comme le thé vert, qui est plein d'antioxydants puissants qui ont de nombreux bienfaits pour la santé.

Les inconditionnels de Paléo vous diront d'aller à l'agriculture biologique aussi souvent que possible, de ne manger que de la viande nourrie à l'herbe et de manger du poisson sauvage pêché durablement. Si tu peux le faire, super, mais si tu ne peux pas, ne laisse pas ça t'arrêter.

Suivre le régime Paleo fera des
merveilles pour vous, même si vous
n'allez pas jusqu'au hardcore biologique.
Faites ce que vous pouvez.

Quels exercices faire pendant le régime paléolithique ?

L'exercice et la nutrition vont de pair. Si vous allez adopter le style de vie Paléo, vous devriez vraiment envisager un régime d'exercice aussi bien. Il n'est pas nécessaire d'être fou, comme un programme d'entraînement aux poids d'un culturiste professionnel ou l'entraînement d'un athlète de haut niveau.

En fait, si tout ce que vous pouvez réunir, c'est 30 minutes de marche par jour, c'est un gros problème. L'un des plus grands problèmes de la vie moderne est la sédentarité que nous sommes aujourd'hui. Beaucoup de gens s'assoient à un bureau toute la journée et s'assoient ensuite sur le canapé la nuit, généralement avec un smartphone, une tablette ou un ordinateur portable, en participant à des sites de médias sociaux.

Si tu peux marcher tous les jours pendant une demi-heure, tant mieux pour toi ! Continue comme ça !

Si vous voulez un peu plus mais êtes une de ces personnes avec qui vous luttez VRAIMENT pour maintenir vos séances d'entraînement, oubliez les programmes complexes d'exercices multiples.

Commencez par vous concentrer sur l'habitude de faire des exercices pour qu'ils fassent partie de votre routine de vie. Et la façon la plus simple de le faire n'est pas seulement de faire de l'exercice dès le matin, mais de rendre l'exercice incroyablement simple.

Comment faites-vous pour que ce soit si simple que vous ne sachiez jamais une séance d'entraînement ? Facile ! Dès que vous sortez du lit, commencez à faire de l'exercice ! Cela peut être aussi simple qu'un exercice.

En voici quelques exemples. (Voir les démonstrations d'exercices sur Youtube si vous n'êtes pas sûr)

Si vous ne pouvez pas prendre 50 pauses consécutives, prenez des pauses quand vous en avez besoin et prenez note du temps qu'il vous faudra pour terminer les 50 pauses et essayez de battre ce montant la prochaine fois que vous le faites. Ou, investissez-le et faites-le.

Le poids corporel est accroupie pendant 7 minutes, en se reposant au besoin et en prenant note du nombre de fois où vous

vous accroupissez. La prochaine fois, essayez d'en faire plus dans ces 7 minutes.

Vous pourriez faire un exercice différent chaque jour pendant une semaine, puis le répéter.

Peut-être comme ça :

- ✓ Lundi : Poids corporel accroupie
- ✓ Mardi : Push Up
- ✓ Mercredi : Burpees
- ✓ Jeudi : Sauts
- ✓ Vendredi : plus de sauts
- ✓ Samedi : Saut à la corde
- ✓ Dimanche : repos dominical

Modifiez les exercices en fonction de vos besoins. Si vous avez des problèmes aux genoux ou si vous avez un surpoids important ou si vous n'êtes pas en forme, les bardanes et les sauts peuvent ne pas vous convenir. C'est très bien. Faites des flexions de jambes normales au lieu de faire des bulles. Faites des sauts réguliers au lieu de sauts.

Elle n'est pas assez forte pour les pompes ? Fais-le à partir des genoux. Ou faites-le sur un mur, avec vos pieds à quelques mètres de distance, de sorte que vous devez vous appuyer sur le mur.

Si les pompes sont trop faciles, faites-en une version plus difficile, comme des pompes explosives, des pompes pour la gonorrhée ou des pompes pour les araignées.

Une fois que vous l'avez fait pendant quelques semaines et que l'exercice devient normal le matin, vous pouvez commencer à faire plusieurs routines d'exercice.

Une autre option serait de prendre rendez-vous avec vous-même. Au lieu d'avoir une séance d'entraînement prévue pour le mardi, vous devriez avoir un rendez-vous d'exercice avec vous-même le mardi à 18 heures. Vous aurez beaucoup plus de chances de tenir cet engagement

Le régime paléolithique est-il adapté à ma famille ?

Si vous êtes quelqu'un qui songe à mettre sur pied un régime alimentaire Paléo et que vous aimeriez que toute la famille se joigne à vous, mais que vous ne savez pas si c'est la bonne chose à faire ou non, alors vous n'êtes pas seul.

Cette question a été posée à maintes reprises et, dans ce chapitre, nous tenterons d'y répondre.

Tout d'abord, avant d'approcher votre famille et d'essayer de la convaincre de suivre un paléo-régime, il y a quelques points à garder à l'esprit. Tout d'abord, comme nous l'avons dit, le paléo-régime n'est pas un régime facile. Il existe de nombreuses restrictions telles que la non-consommation de sucre, d'aliments transformés, d'additifs artificiels, etc.

Deuxièmement, ce n'est pas seulement un régime. C'est un changement de mode de vie. Vous ne pourrez pas aller à une fête ou à une réunion et manger ce que vous voulez parce qu'il n'y a pas beaucoup de gens qui préparent la nourriture selon les exigences du paléo. Même les restaurants et les repas dispendieux ; les établissements ne seront pas en mesure de préparer des aliments de façon paléographique. En gros, ça veut dire que tu devras apporter ta propre nourriture à une fête.

Troisièmement, la plupart des aliments réconfortants sont exclus du régime Paleo simplement parce qu'ils contiennent du sucre, des produits laitiers ou un ingrédient non autorisé dans le régime

Paleo.

Alors, comment allez-vous convaincre votre conjoint et vos enfants d'arrêter de manger leurs aliments préférés et de manger comme des hommes des cavernes ?

Le processus lui-même peut ressembler à une convention de l'ONU qui tente de faire signer un accord multilatéral par des pays qui s'y opposent.

La meilleure façon d'y parvenir serait de le faire par étapes. N'essayez pas de passer de zéro à un paléo héros du jour au lendemain. Oui, c'est bénéfique et oui, c'est une excellente idée... mais vous devrez donner à votre famille le temps de s'adapter, de s'adapter et de s'assimiler.

Dans les premières étapes, faites d'un repas un repas paléo. C'est peut-être le petit-déjeuner. Jeter les céréales sucrées et le lait. Remplacer par du bacon frit à l'huile de noix de coco, des œufs brouillés et un verre de jus de fruits frais. Obtenez un livre de recettes rempli de délicieuses recettes et tentez les membres de votre famille avec de savoureux aliments paléo.

La clé est de leur donner l'impression qu'ils ne sacrifient pas de délicieux aliments pour un régime paléo. Votre excitation et votre intérêt, aussi contagieux soit-il, ne suffiront peut-être pas à convaincre votre famille de rester en dehors de ce pot de crème glacée à la noix de macadamia.

Aussi, essayez de ne pas trop sermonner et ne vous tenez pas sur un piédestal de palais et secouez la tête devant vos mauvais choix alimentaires.

Faites des exercices de tolérance et mettez-les lentement à vos côtés.

Bien sûr, votre famille peut dire : "Oui, faisons le paléo-régime et mangeons du foie de veau ce soir".... très peu probable, mais si cela arrive, tant mieux pour vous.

Sinon, suivez les conseils ci-dessus.

C'est une idée fantastique de mettre votre famille au régime paléo parce que c'est très sain. Vous serez moins sujet à l'obésité, aux allergies, aux douleurs, etc. A long terme, toute votre famille bénéficiera du régime paléo.

Il vaut donc la peine de le poursuivre et de le persuader. Avoir de la tolérance ou votre conjoint peut divorcer et vous permettre d'avoir la garde complète des cuisses de poulet et de la queue de bison qui se trouvent heureusement dans le congélateur.

La clé pour les convaincre sera de devenir un excellent cuisinier. Investissez dans un bon livre de recettes paléo et perfectionnez vos talents culinaires. Concentrez-vous sur les desserts. La plupart des gens trouvent extrêmement difficile d'arrêter de manger des aliments sucrés.

N'utilisez pas le régime Paleo comme béquille pour cuisiner des plats désagréables. Il est parfaitement possible de préparer de délicieux plats paléo. Une fois que tu peux faire ça, c'est la moitié de la bataille gagnée.

Travaillez sur vous-même,.... puis sur votre famille. Il y a beaucoup de familles

dans le régime paléolithique. Cet objectif
est à portée de main

Conclusion

Félicitations pour avoir atteint la fin de ce guide de l'alimentation paléolithique.

Vous serez surpris d'apprendre que la plupart des gens qui commencent quelque chose ne le terminent jamais. Si vous êtes arrivé jusqu'ici, vous êtes certainement intéressé par la façon de manger de Paleo et tous les avantages qu'elle offre.

La meilleure chose à faire est d'obtenir l'autorisation de votre médecin et de commencer un programme Paléo.

Prenez votre temps et progressez à votre rythme. Ce n'est pas une course. Plus vous le faites, mieux vous le ferez et plus vous serez en santé. C'est une question de temps et d'entraînement.

Dans cette dernière partie, nous verrons les étapes pratiques pour commencer un style de vie Paléo dès aujourd'hui.

Comprenez ce que vous devez et ne devez pas faire pour manger et ce que vous ne devez pas manger :

- *Manger :* Noix, légumes, fruits, œufs, viandes biologiques et herbacées, huiles saines (noix de coco, avocat, olive, etc.), poissons et fruits de mer.

- *Ne mangez pas :* Aliments transformés, produits laitiers (beurre, yogourt, fromage, lait), céréales, légumineuses (haricots, pois), arachides et beurre d'arachide, sucre raffiné, pommes de terre, huiles végétales raffinées, bonbons, édulcorants artificiels, légumes riches en amidon (pommes de terre, ignames, etc.).

Fais-le à long terme :

Des résultats durables se produisent lorsque vous vous accrochez à quelque chose de façon permanente. Cela ne veut pas dire que de temps en temps vous ne buvez pas une tasse de lait avec un Oreo. Mais s'engager dans un changement de régime alimentaire avec la mentalité que les changements sont permanents et durables est la clé du succès.

Souviens-toi, ce n'est pas une course. Il se peut qu'il faille un certain temps pour se rappeler quels aliments incorporer et quels aliments abandonner.

Nettoyez votre cuisine :

Regardons les choses en face. La boîte de cookies dans ton placard ne volera pas dans le monde de Paleo. Mais s'ils sont là, vous les mangerez probablement. Il en va de même pour le beurre, les arachides, les pommes de terre. Pour éviter les tentations chaque fois que vous ouvrez la porte du placard, vous allez devoir jeter certaines de ces choses. Donnez-le à un voisin, à un ami ou à la banque alimentaire locale.

Assurez-vous de comprendre son raisonnement :

Nous lisons souvent à propos d'un nouveau régime ou d'un nouvel exercice et nous sommes tellement excités que nous voulons simplement nous plonger parce que le nom nous semble génial ! Mais pour maintenir notre motivation à long terme, il est important de comprendre pourquoi vous choisissez de commencer quelque chose.

Plongez-vous à Paleo parce que votre ami l'a fait, parce que vous voulez vous sentir mieux ou parce que vous voulez perdre du poids ? Quel que soit votre raisonnement, assurez-vous que vous y croyez vraiment.

> ***Pratiquer le pardon***

Outre le fait qu'il s'agit d'une règle générale impressionnante pour la vie, elle nous rappelle que nous ne sommes pas parfaits. De temps en temps, nous pouvons vouloir une gâterie (lire : quelque chose qui ne figure pas sur la liste "manger" de Paleo).

Certaines personnes sont autorisées à traiter de temps en temps - certaines le font sur une base régulière, d'autres lorsque la vie se débarrasse des choses. Malgré tout, ne te punis pas pour avoir "glissé". Nous sommes humains après tout !

> ### *Faites vos devoirs*

Si vous êtes accro au restaurant et que vous pleurez à l'idée d'abandonner votre plaisir du vendredi soir, attendez une minute. Consultez les menus des endroits que vous fréquentez et voyez comment vous pouvez faire des choix alimentaires qui répondent aux " exigences " de Paleo. Ou, s'il y a un plat dont vous ne pouvez pas vous passer, prévoyez de tricher au restaurant qui le sert.

Prendre la décision de vivre une vie plus saine est impressionnant et admirable, que Paleo finisse par être la route pour vous ou non. En mangeant la nourriture que nos ancêtres mangeaient, au lieu de remplir notre estomac de tout ce qu'ils portaient, nous pouvons être sûrs que nous sommes sur la voie d'une vie plus saine et plus heureuse.

"Que la nourriture soit ton médicament, et la médecine ta nourriture."

- Hippocrate

Maintenant oui, je vous souhaite le meilleur dans vos résultats, et rappelez-vous que tout est pratique ; la théorie sans l'action ne vous est d'aucune utilité. Il apporte tout ce que vous apprenez dans la vie réelle.

Un gros câlin, ton amie Jessy !

D'ailleurs, lorsque vous obtiendrez vos résultats petit à petit, je vous recommande vivement, si vous voulez en savoir plus sur les méthodes de perte de poids, mon livre, sur "COMMENT FAIRE LE RÉGIME CÉTOGÉNIQUE SANS ARRÊTER DE MANGER", est un livre qui je suis sûr vous aidera beaucoup sur votre chemin vers "la bonne santé". Sans plus attendre, vous pouvez le trouver dans le moteur de recherche Amazonien, comme : "comment faire le régime cétogène sans arrêter de manger" ou chercher mon nom, comme : "Jessy M. Brown".... Encore une fois, je vous souhaite beaucoup de succès dans vos résultats !